BEI GRIN MACHT SICH IHR WISSEN BEZAHLT

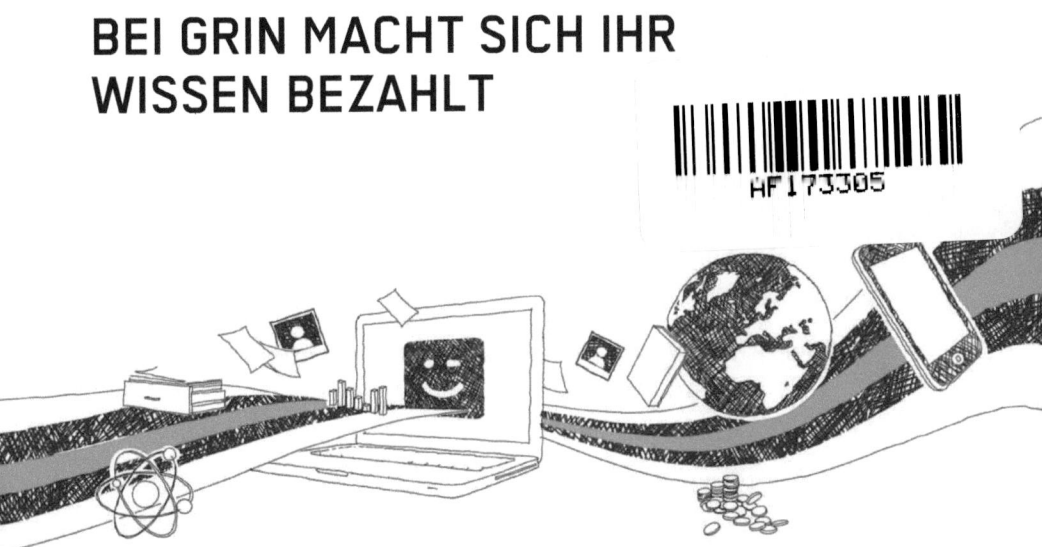

- Wir veröffentlichen Ihre Hausarbeit, Bachelor- und Masterarbeit

- Ihr eigenes eBook und Buch - weltweit in allen wichtigen Shops

- Verdienen Sie an jedem Verkauf

Jetzt bei www.GRIN.com hochladen und kostenlos publizieren

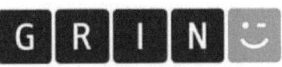

Luisa Faller

Neue Rückenschule als Instrument der betrieblichen Gesundheitsförderung

Ist die Rückenschule als präventive Maßnahme im betrieblichen Setting geeignet?

GRIN Verlag

Bibliografische Information der Deutschen Nationalbibliothek:

Die Deutsche Bibliothek verzeichnet diese Publikation in der Deutschen National-
bibliografie; detaillierte bibliografische Daten sind im Internet über http://dnb.d-
nb.de/ abrufbar.

Impressum:

Copyright © 2014 GRIN Verlag GmbH
Druck und Bindung: Books on Demand GmbH, Norderstedt Germany
ISBN: 978-3-656-86113-3

Dieses Buch bei GRIN:

http://www.grin.com/de/e-book/285933/neue-rueckenschule-als-instrument-der-
betrieblichen-gesundheitsfoerderung

GRIN - Your knowledge has value

Der GRIN Verlag publiziert seit 1998 wissenschaftliche Arbeiten von Studenten, Hochschullehrern und anderen Akademikern als eBook und gedrucktes Buch. Die Verlagswebsite www.grin.com ist die ideale Plattform zur Veröffentlichung von Hausarbeiten, Abschlussarbeiten, wissenschaftlichen Aufsätzen, Dissertationen und Fachbüchern.

Besuchen Sie uns im Internet:

http://www.grin.com/

http://www.facebook.com/grincom

http://www.twitter.com/grin_com

Institut für Gesundheits-, Ernährungs- und Sportwissenschaft

Abteilung Gesundheitspsychologie und Gesundheitsbildung

Studiengang „Prävention und Gesundheitsförderung"

Neue Rückenschule als Instrument der Betrieblichen Gesundheitsförderung

Ist die Rückenschule als präventive Maßnahme im betrieblichen Setting geeignet?

Schriftliche Prüfungsleistung im Modul 7
Seminar: Konzepte und Methoden der Betrieblichen
Gesundheitsförderung
Sommersemester 2014

Abgabetermin: 08.09.14

Vorgelegt von: Luisa Faller

INHALT

1. EINLEITUNG

Im "Betriebskrankenkassen" (BKK) Gesundheitsreport 2013 ist zu lesen: "Rückenschmerzen sorgen für die meisten Ausfalltage -Krankenstand 2013 steigt marginal über den Wert von 2012 (...). Obwohl die körperlichen Belastungen der Arbeitnehmer kontinuierlich abgenommen haben, bleibt der Rückenschmerz das Volksleiden Nummer eins." (BKK Presseinformation, 2013). Auch heißt es im Bericht "Sicherheit und Gesundheit bei der Arbeit" (Suga): "Mit 10,0 Milliarden Euro Produktionsausfall und 17,3 Milliarden Euro Ausfall an Bruttowertschöpfung besteht bei Krankheiten des Muskel-Skelett- Systems das größte Präventionspotenzial." (Suga 2011, S. 41). Zu dieser Krankheitsklasse zählen vor allem die Rückenleiden. Aktuelle Zahlen des Fehlzeiten-Reports 2013 zeigen, dass Rückenbeschwerden als häufigste gesundheitliche Beschwerden zu 81,3 % in Zusammenhang zum Arbeitsplatz stehen (Badura, Ducki, Schörder, Klose & Meyer, 2013). Wie aktuelle Veröffentlichungen zeigen, sind Rückenschmerzen am Arbeitsplatz ein mit hohen Kosten verbundenes, häufig auftretendes Problem. Es bietet sich daher an im Betrieb Maßnahmen zur Senkung der Arbeitsunfähigkeit durch Rückenschmerzen durchzuführen.

Im Sinne dessen widmet sich die vorliegende Arbeit der Rückenschule als die am häufigsten durchgeführte Maßnahme zur Prävention von Rückenbeschwerden am Arbeitsplatz. Zunächst wird auf die Epidemiologie und Risikofaktoren von Rückenschmerzen eingegangen, anschließend die entstehenden ökonomischen Kosten erläutert und auf die Maßnahmen zur Förderung der Rückengesundheit im Betrieb inklusive der Rückenschule eingegangen. Diese wird in ihrer Wirksamkeit durch Betrachtung von Evaluationsstudien und ihrer Eignung als Instrument der Betrieblichen Gesundheitsförderung (BGF) diskutiert. [1]

2. HINTERGRÜNDE ZU UNSPEZIFISCHEN RÜCKENSCHMERZEN

Rückenschmerzen als komplexes Krankheitsbild werden zunächst definiert und anschließend Prävalenz, Kosten und Risikofaktoren der Entstehung und Chronifizierung vorgestellt. Der Schwerpunkt dieser Arbeit liegt auf den unspezifischen Rückenschmerzen im beruflichen Setting.

---

[1] Zum Zwecke besserer Lesbarkeit wird im Bericht von Personen (wie z. B. Beschäftigter, Mitarbeiter) lediglich in maskuliner Form gesprochen. Alle Bezeichnungen beziehen sich jedoch gleichermaßen auf das weibliche Geschlecht.

2.1 DEFINITION UND VERLAUF VON UNSPEZIFISCHEN RÜCKENSCHMERZEN

Nachdem Rückenschmerzen nachstehend definiert werden, wird auf deren Verlauf mit der Chronifizierung eingegangen. Letztere ist bei Rückenschmerzen am Arbeitsplatz von besonderer Bedeutung und deshalb bei der Rückenschuldurchführung einzubeziehen.

2.1.1 DEFINITION DER UNSPEZIFISCHEN RÜCKENSCHMERZEN

Rückenschmerzon zählen, wie auch Gelenkerkrankungen, Bindegewebserkrankungen, Wirbelsäulenerkrankungen sowie Erkrankungen des Weichteilgewebes, der Knochen und Knorpel zur Klasse der Muskel-Skelett-Erkrankungen (MSE). Rückenerkrankungen kommen unter den MSE am häufigsten vor (Gröben, Freigang-Bauer & Bös, 2004).

Der Begriff Rückenschmerz ist nicht klar definiert. Da eine deutsche Einteilung nach Regionen fehlt, wird die englischsprachige Einteilung in den oberen und unteren Rücken („low back") übernommen und der Begriff teilweise mit Kreuzschmerzen („low back pain") oder zusätzlich mit Nackenschmerzen und Brustwirbelsäulenschmerzen gleichgesetzt (Diemer & Burchert, 2002). Kreuzschmerzen bezeichnen unspezifische tiefsitzende Rückenschmerzen. Die Unterscheidung nach der Ursache in spezifische oder unspezifische Rückenschmerzen ist nahestehender als die Unterscheidung nach der Lokalisation (Diemer & Burchert, 2002). Bei der „Internationalen statistischen Klassifikation der Krankheiten und verwandter Gesundheitsprobleme" (ICD) entsprechen unspezifischen Rückenschmerzen Sonstigen bzw. nicht näher bezeichneten Affektionen des Rückens. Nach „ICD, 10. Revision, German Modification" (ICD-10-GM) des „Deutschen Instituts für Medizinische Dokumentation und Information" (DIMDI) bezeichnet der ICD-Code M54.5 Kreuzschmerzen und M54.9 Rückenschmerzen die nicht näher bezeichnet sind (ICD, 2013). Wenn die Schmerzen einer eindeutigen Ursache, wie Bandscheibenvorfällen, zugeordnet werden können, spricht man von spezifischen Rückenschmerzen. Diese machen unter 15 % der Fälle aus (Göbel, 2001). Dem Robert-Koch-Institut (RKI) zufolge gibt es keine genetische Prädisposition für unspezifische Rückenschmerzen (Raspe, 2012). Sie sind ohne anatomische und neurophysiologische Ursachen, meist selbstlimitierend und innerhalb weniger Wochen remittierend (Diemer & Burchert, 2002). Da keine zu behandelnde Krankheit vorliegt, werden die Rückenschmerzen bei chronischem Vorliegen als eigenständiges Krankheitsbild betrachtet (Raspe, 2012). Präventive Maßnahmen im Betrieb sind überwiegend auf nicht spezifische Rückenschmerzen bezogen, weshalb sich der vorliegende Bericht mit unspezifischen Rückenschmerzen befasst und den Fokus auf die Kreuzschmerzen legt (Sachverständigenrat für die Konzentrierte Aktion im Gesundheitswesen, Gutachten 2000/2001).

2.1.2 VERLAUF BEZÜGLICH DER CHRONIFIZIERUNG

Besonders bei Schmerzen ohne akute Ursache, worunter auch der unspezifische Rückenschmerz zählt, ist es von hoher Relevanz früh einer Chronifizierung entgegenzuwirken (Diemer & Burchert, 2002). Bei über 7-12 Wochen Dauer werden akute Schmerzen subakut (Göbel, 2001). Eine Chronifizierung liegt ab drei Monaten Schmerzdauer vor. Chronische Rückenschmerzen entstehen aus akuten Rückenschmerzen. Eine höhere Schmerzintensität akuter Rückenschmerzen und eine höhere Zahl an Schmerzphasen mit umso längerer Dauer führen zu einer höheren Wahrscheinlichkeit der Chronifizierung (Raspe, 2012). Präventionsmaßnahmen sollten Risikogruppen für akute Rückenschmerzen bestimmen, um das erstmalige Erscheinen der Rückenschmerzen und dadurch eine Chronifizierung vorzubeugen (Ochsmann, Rüger, Letzel, Kraus & Münster, 2008). Für das chronisch werden sind biopsychosoziale und verhaltensmedizinische Faktoren entscheidend. Chronische Rückenschmerzen zählen mit 80 % zu den häufigsten Schmerzen der deutschen Bevölkerung und liegen zu 80 % in einem komplexen Beschwerde-Syndrom zusammen mit Nacken- und Gelenkschmerzen oder Steifigkeit vor (Nickel & Raspe, 2001). Bei den chronischen Rückenschmerzen sind etwa 80 % innerhalb von zwei Monaten selbstheilend und bei etwa 20 % besteht Behandlungsbedürftigkeit bezüglich Schonhaltungen und Inaktivität um die Arbeitsfähigkeit wieder herzustellen. Sie gehen meist von selbst weg, wenn tägliche Aktivitäten beibehalten, als auch der Arbeitsplatz nicht verlassen wird. Gesundheitsökonomisch sind vor allem die unspezifischen Rückenschmerzen von Bedeutung, da bei chronischen Schmerzen, als einer der größten Kostenpunkte im Gesundheitswesen, eine hohe finanzielle Last durch Arbeitsunfähigkeit (AU) und Frührente als indirekte Kosten entsteht (Diemer & Burchert, 2002). Wiederkehrende oder vorrübergehend nachlassende Rückenschmerzen bedrohen bei jedem Erscheinen von Schmerzepisoden die AU und EU (Nickel & Raspe, 2001). Die dadurch entstehenden Kosten werden im kommenden Abschnitt aufgeführt.

2.2 PRÄVALENZ UND KOSTEN VON UNSPEZIFISCHEN RÜCKENSCHMERZEN

Im Folgenden wird auf die Häufigkeit von Rückenschmerzen in der Bevölkerung und damit verbundene ökonomische Kosten eingegangen.

2.2.1 PRÄVALENZ VON RÜCKENSCHMERZEN

Allgemein sind Rückenschmerzen und Kopfschmerzen die häufigsten Schmerzprobleme die in der deutschen Bevölkerung auftreten (Göbel, 2001). Der Kopfschmerz dominiert in jungen Jahren, ab dem 40. Lebensjahr der Rückenschmerz (Bellach, Ellert & Radoschewki, 2000).

Daten aus dem Bundesgesundheitssurvey 1998 zufolge, sind Rückenschmerzen bei beiden Geschlechtern und in allen Altersgruppen die häufigste Schmerzart, die rund 70 % der Bevölkerung mindestens einmal im Leben betreffen (Pluto & Zober, 2002). Daten aus dem RKI entsprechend, leiden 62 % der Frauen und 56 % der Männer jährlich an Rückenschmerzen (Diemer & Burchert, 2002). Das telefonische Gesundheitssurvey 2003 zeigt ähnliche Ergebnisse. Frauen leiden in allen Altersgruppen signifikant häufiger an Rückenschmerzen mit stärkerer Intensität und längerer Sohmerzdauer (Schneider, 2006). Bevölkerungsgruppen unterer Bildungsschichten mit Hauptschulabschluss oder ohne Abschluss sind ebenfalls häufiger betroffen. Rückenschmerzen und depressive Symptome verstärken sich gegenseitig. Die Punktprävalenz liegt bei 27-40 %, die Jahresprävalenz bei 70 % und die Lebenszeitprävalenz bei 80 %, chronisch werden die Beschwerden bei 8-10 % (Sachverständigenrat für die Konzentrierte Aktion im Gesundheitswesen, Gutachten 2000/2001). Die Befragung des „Wissenschaftlichen Instituts der AOK" (WidO, 2010) ergab eine Gesamtprävalenz von 37,1 %, eine Prävalenz von 30 % bei den unter 20 Jährigen und 40 % bei den über 50 Jährigen. Umso mehr Arbeitsbelastungen im Betrieb, umso mehr Rückenschmerzen. Am höchsten ist die Prävalenz mit 47, 2 % bei gleichzeitigem Termin- und Leistungsdruck und mit 44,8 %.bei als zu hoch empfundenen Arbeitsmengen (Zok, 2010). Bei Erwerbstätigen liegt die 7-Tage Prävalenz bei 34 % wöchentlich und 60 % jährlich (Schneider, Schmitt et al., 2005, zitiert nach Schneider, 2006).

2.2.2 KOSTEN DER RÜCKENSCHMERZEN

Die Notwendigkeit präventiv gegen Rückenschmerzen vorzugehen begründet sich in der hohen Anzahl der AU-Tage und der damit verbundenen sozioökonomischen Folgekosten. Bei Rückenschmerzen entstehen zu 80-90 % indirekte Kosten durch AU, Erwerbsunfähigkeit (EU), Produktionsausfall und 10-20 % direkte Kosten durch medizinische Behandlung, vorwiegend durch chronische Rückenschmerzen (RKI, 2006). Dies zeigt die Abbildung 1 im Vergleich zu anderen Krankheitskosten. Daten der „Allgemeinen Ortskrankenkasse" (AOK) zeigen, dass Wirbelsäulen- und Rückenerkrankungen 2002 über 17 Prozent aller AU-Tage ausmachten (RKI, 2006).

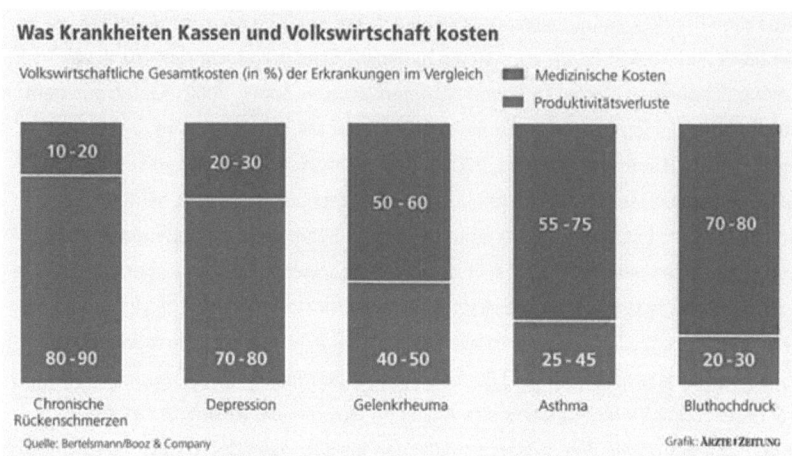

Was Krankheiten Kassen und Volkswirtschaft kosten

Volkswirtschaftliche Gesamtkosten (in %) der Erkrankungen im Vergleich ■ Medizinische Kosten
■ Produktivitätsverluste

10-20	20-30	50-60	55-75	70-80
80-90	70-80	40-50	25-45	20-30
Chronische Rückenschmerzen	Depression	Gelenkrheuma	Asthma	Bluthochdruck

Quelle: Bertelsmann/Booz & Company   Grafik: ÄRZTE ZEITUNG

Abbildung 1: Kosten der Rückenschmerzen im Vergleich zu anderen Krankheitskosten (Staeck, 2012)

25% der AU-Tage wurden 2006 und 28 % im Jahr 2000 durch MSE, vor allem
Rückenbeschwerden, verursacht (BAuA, 2006; WIdO, 2000 zitiert nach Gröben, Freigang-
Bauer & Bös, 2004). MSE führen zu 8,5 Mrd. Euro Produktionsausfall und 5,4 Mrd. Euro
Bruttowertschöpfungsausfall, (BAuA, 2006). MSE stehen damit an der Spitze der AU-
Ursachen und sind zum größten Teil (45 %) auf Rückenschmerzen zurückzuführen.
Rückenschmerzen sind die zweihäufigste Diagnose nach Atemwegerkrankungen die 2012
zu 6,7 % der AU-Fälle und 6,2 % der AU-Tage führten (Badura, Ducki, Schörder, Klose &
Meyer, 2013). 2011 trat im BKK-Bundesverband die ICD-10-Diagnose M54 Rückenschmerz
(unspezifischer Schmerz) als führende Diagnose für AU auf (76 AU-Fälle und 1164 AU-Tage
pro 1000 Mitglieder).

2.3 RISIKOFAKTOREN DER RÜCKENSCHMERZENTSTEHUNG UND CHRONIFIZIERUNG

Bei Rückenerkrankungen sind es multifunktionale, arbeitsbedingte und nicht arbeitsbedingte
Risikofaktoren die zusammenwirken. Als Basis gilt das Risikofaktorenmodell, welches
allgemeine, körperliche und psychosoziale Risikofaktoren unterscheidet (Stadler & Spieß,
2009). Es wird im Folgenden differenziert auf die Risikofaktoren im Einzelnen eingegangen.

2.3.1 ARBEITSBEDINGTE KÖRPERLICHE RISIKOFAKTOREN

Als arbeitsplatzspezifische Risikofaktoren gelten körperlich schwere Arbeit, Fehl- bzw.
Zwangshaltung, das Heben und Tragen schwerer Lasten, Arbeiten in gebückter bzw.
verdrehter Haltung, Vibrationen oder Ganzkörpervibration, einseitige Haltungen und

wiederholte einseitige Bewegungen sowie Nackenschmerzen und kalte oder wechselnde Umgebungstemperaturen (Sachverständigenrat für Konzentrierte Aktion im Gesundheitswesen, Gutachten 2000/2001).

Vor allem die Produktion und der Dienstleistungsbereich, wie Lagerarbeiter, Briefträger, Reinigungskräfte oder Krankenpfleger mit geringem und mittlerem Qualifikationsniveau sind von MSE betroffen (Liebers, Brendler & Latza, 2013). Vorwiegend leiden Arbeitnehmer handwerklicher Berufe oder Berufen mit hohen manuellen Anforderungen an MSE, zeigen die AU-Zahlen die 2003 von 18,5 Mio. Erwerbstätigen ermittelt wurden (BAuA Jahresbericht, 2005-2007). Eine hohe Schmerzbelastung mit einer 7-Tage-Prävalenz von über 34 % findet sich bei Berufen mit Tragen schwerer Lasten, Arbeiten in Rumpfbeugehaltung wie Maurer, Kemptner, Installateuren oder Monteuren (Schneider, 2006). Auch aus dem "Leitfaden zur erfolgreichen Durchführung von Gesundheitsförderungsmaßnahmen im Betrieb" geht hervor, dass Heben und Tragen schwerer Lasten 40% der MSE, vor allem Rückenschmerzen verursachen (Gröben, Freigang-Bauer & Bös, 2004). Hartvigsen et al. stellen bei der Betrachtung von 35 Studien in ihrem Review einen geringfügigen Zusammenhang von Rückenschmerzen bei Berufen im Stehen, Fahren, Heben, Bücken und Tragen fest (Hartvigsen et al., 2000). Wenig Rückenschmerzen lassen sich bei technischen und dienstleistenden Berufen wie Akademiker- und Führungstätigkeiten, Managern, Professoren und Ingenieuren finden sowie bei Fertigungsberufen mit geringer körperlicher Belastung wie Kranfahrer, Laboranten, Floristen, Elektriker und Techniker. Berufen im Sitzen. Nacht- und Schichtarbeit sowie lange Arbeitszeiten gelten nicht als Risikofaktoren (Schneider, 2006).

2.3.2 ARBEITSBEDINGTE PSYCHOSOZIALE RISIKOFAKTOREN

Psychosozial sind es ein hohes Arbeitstempo, hohe Anforderungen und geringe Kontrolle über eigene Arbeitsbedingungen die Rückenschmerzen herbeiführen. Auch monotone Arbeitsaufgaben oder Gratifikationskrisen, mangelnde Rückmeldung und geringe Unterstützung durch Kollegen und Vorgesetzte begünstigen Rückenschmerzen am Arbeitsplatz. Darüber hinaus spielen soziale Konflikte im Beruf mit Arbeitsunzufriedenheit und ein unsicherer Arbeitsplatz eine Rolle (Sachverständigenrat für die Konzentrierte Aktion im Gesundheitswesen, Gutachten 2000/2001). Die Konflikte bzw. ein negatives Sozialklima sowie Arbeitsstress und Arbeitsbelastungen und ein Ungleichgewicht zwischen beruflicher Verausgabung und Belohnung führen zu Rückenschmerzen (Stadler & Spieß, 2009). Rückenbeschwerden werden von Boucsein als Stresserkrankung bezeichnet (1991, zitiert nach Uhle & Treier, 2013). Auch Wieland stellt fest, dass Stress und psychische Belastungen am Arbeitsplatz mit Rückenbeschwerden in direktem Zusammenhang stehen (2009, zitiert nach Uhle & Treier, 2013).

Geringe soziale Unterstützung stellt einen bedeutenden Risikofaktor für Rückenbeschwerden dar, wie Ulich und Wülser zeigen. Bei fehlender Unterstützung besteht eine etwa dreifach höhere Rückenschmerzwahrnehmung (2012). Kollegen- und Vorgesetztenbeziehungen, Betriebsorganisation und Partizipation sind entscheidend für das Wahrnehmen von Kreuzschmerzen (Drupp, 2004). Weitere psychische Risikofaktoren sind individuelle Verarbeitungsmechanismen und Bewältigungsstrategien (Stadler & Spieß, 2009).

2.3.3 CHRONIFIZIERUNGSBEGÜNSTIGENDE PSYCHOSOZIALE RISIKOFAKTOREN

Multifaktorielle psychosoziale Faktoren, familiär und beruflich, führen zur Chronifizierung von Rückenschmerzen (Göbel, 2001). Diese führen zur Entstehung, bilden sich aber auch wenn chronische Rückenschmerzen vorliegen (Diemer & Burchert, 2002). Da die Chronifizierung bei Rückenleiden zu den meisten Kosten führt, werden gesondert psychosoziale Risikofaktoren mit gelber Flagge[2] von der Bundesärztekammer herausgestellt. Dazu zählen Konflikte am Arbeitsplatz sowie Arbeit die unbefriedigend ist. Eine depressive Stimmungslage gilt als empirisch gesicherter Risikofaktor (zusammengefasst in Stadler & Spieß, 2009). Zur gelben Flagge zählen zusätzlich das berufsbezogene Stress-Empfinden, Schmerzvermeidungsverhalten, Hilf- und Hoffnungslosigkeit, Katastrophisieren sowie ein passives Schmerzverhalten mit ausgeprägter Schon- und Vermeidungshaltung. Weitere körperliche Beschwerden ohne erkennbare Krankheitsursache, die Somatisierungstendenz und negative Krankheitsvorstellungen kommen als chronifizierungsbegünstigende Faktoren hinzu (Raspe, 2012). Die eigenen Krankheitsvorstellungen wie Ursache, Verlauf und Behandlung sowie das Vorliegen weiterer Schmerzen und körperlicher Beschwerden sind für die Entstehung und den Verlauf relevant (Raspe, 2012). Bezüglich der Rückenschmerzen ist die innere Überzeugung, mit den meist von alleine zurückgehenden Schmerzen umgehen und diese beeinflussen zu können entscheidend. Durch Einstellungsänderung und Weiterführung körperlicher Aktivität kann die Chronifizierung vermieden werden (Kuhnt, 2006).

2.3.4 ALLGEMEINE ARBEITSPLATZUNABHÄNGIGE RISIKOFAKTOREN

Zu den sozialen und lebensstilbedingten Risikofaktoren zählen ein niedriges Einkommen, Bildungsstand und Sozialstatus, das weibliche Geschlecht, ein passiver Lebensstil, ungünstiges Ernährungsverhalten, Übergewicht und Rauchen (Schneider, 2006). Dazu kommen Vorerkrankungen (Liebers, Brendler, Latza 2013; Kuhnt, 2006). Das Bildungsniveau kann als bester Vorhersagefaktor, mit vierfacher Erhöhung bei Hauptschulabschluss, für starke schwerwiegende Rückenschmerzen angesehen werden (Schmidt et al., 2011).

---

[2] Das Flaggenmodell nach der Bundesärztekammer wird zur Diagnostik und Therapieplanung eingesetzt.

3. MAßNAHMEN ZUR PRÄVENTION CHRONISCHER RÜCKENSCHMERZEN IM BETRIEBLICHEN SETTING

Nachdem zuvor die Risikofaktoren bestimmt wurden, soll nun auf die möglichen Interventionen zur Förderung der Rückengesundheit im Betrieb eingegangen werden (Stadler & Spieß, 2009). Dem Arbeitsschutzgesetz (ArbSchG) zufolge hat der Betrieb für folgende Pflichtaufgaben Technik, Arbeitsorganisation, sonstige(n) Arbeitsbedingungen, soziale(n) Beziehungen und Einfluss der Umwelt auf den Arbeitsplatz" zu sorgen (§ 4, Absatz 4, ArbSchG). Betriebe können Maßnahmen der Betrieblichen Gesundheitsförderung zusätzlich zum Arbeitsschutz durch die gesetzliche Krankenkassen im Rahmen des Sozialversicherungsgesetzbuchs (§ 20, Absatz 2, SVB V) auf Basis von Arbeitsplatzanalysen und Analyse der Risikofaktoren durchführen (Drupp, 2004). Warum zusätzliche Maßnahmen für den Betrieb lohnenswert sind und woraus diese bestehen sollten wird im nächsten Abschnitt erläutert.

3.1 VORTEILE RÜCKENSCHMERZPRÄVENTIVER MAßNAHMEN IM BETRIEB

Das berufliche Setting ist günstig für eingreifende Maßnahmen zur Prävention von Rückenschmerzen, da die arbeitende Bevölkerung gut erreicht wird (Wieland, 2008). Dazu gehören vor allem sekundäre Präventionsmaßnahmen (Sachverständigenrat für die Konzentrierte Aktion im Gesundheitswesen, Gutachten 2000/2001). Der Betrieb bietet günstige organisatorische Bedingungen, um auf psychische und physische Risikofaktoren im Betrieb Einfluss zu nehmen (Leonhard, 2001). Durch Arbeitsplatzgestaltung, Stärkung der Eigeninitiative und Selbstverantwortung kann die Fehlzeitenzahl gesenkt werden (Wieland, 2008). Die Durchführung von Maßnahmen am Arbeitsplatz bieten den Vorteil konkreter Ansatzpunkte der betrieblichen Strukturen bei fehlenden krankheitsbedingten Ursachen unspezifischer Rückenleiden. Zusätzlich lassen sich besonders gefährdete Risikogruppen gezielt herausgreifen (Barthelmes, 2010). Dies betrifft vor allem Frauen über 50 als Hauptrisikogruppe (Ochsmann et al., 2008). Auch wenn die Risiken nicht durch den Arbeitsplatz bedingt sind, so muss der Arbeitgeber die Folgekosten dennoch tragen (Gröben, Freigang-Bauer & Bös, 2004).

3.2 HANDLUNGSPUNKTE ZUR PRÄVENTION VON RÜCKENSCHMERZEN IM BETRIEBLICHEN KONTEXT

Bei der Prävention chronischer Rückenschmerzen finden sich Ansatzpunkte vor allem im beruflichen Umfeld bezüglich der Arbeitsbedingung, der Arbeitszufriedenheit und den psychosozialen Risikofaktoren (Diemer & Burchert, 2002). Bei den Maßnahmen ist zu berücksichtigen, dass heutzutage psychische Risikofaktoren einen erheblichen Teil der

Rückenschmerzen verursachen (Gröben, Freigang-Bauer & Bös, 2004), die Mitarbeiter in ihrem Wohlbefinden, ihrer Leistungsfähigkeit, allgemeinen Lebensqualität- und Zufriedenheit beeinträchtigen (Wieland, 2008) und daher frühzeitig erkannt werden müssen (Diemer & Burchert, 2002).

Das biopsychosoziale Konzept gilt als Basis der Maßnahmen zur Rückenschmerzreduktion, da es multikausale Ursachen von Rückenschmerzen berücksichtigt. Daraus erklären sich die ganzheitlichen Interventionen im betrieblichen Setting (Stadler & Spieß, 2009). Maßnahmen sollten generell aus drei Bestandteilen aufgebaut sein. Arbeitsorganisation und Arbeitsbedingungen sollten verbessert, die Partizipation der Mitarbeiter gefördert und die persönlichen Kompetenzen gestärkt werden. Das Vorgehen gliedert sich nach absteigender Reihenfolge. Zuerst gilt es die Gefahrenquellen auszuschalten, den Arbeitsplatz ergonomisch zu gestalten, die Arbeitsorganisation zu verändern und dann Bewältigungskompetenzen aufzubauen (Gröben, Freigang-Bauer & Bös, 2004). Vor allem die Beziehungen der Arbeitskollegen untereinander, die betriebliche Organisation und eine angemessene Beteiligung der Arbeitgeber sowie Informationen über geplante Maßnahmen sind Handlungspunkte. Reiner Arbeitsschutz und physikalisch-therapeutische Maßnahmen sind nicht ausreichend (Drupp, 2004).

3.3 VERHALTEN- UND VERHÄLTNISORIENTIERTE MEHRKOMPONENTENPROGRAMME

Mehrkomponentenprogramme sind am Arbeitsplatz sinnvoll, da verhaltens- und verhältnisbezogene Maßnahmen in Kombination der Multikausalität von Risikofaktoren gerecht werden und im Bereich der Prävention von Rückenschmerzen als besonders wirksam gelten (Stadler & Spieß, 2009).

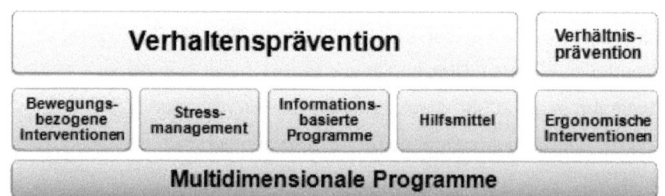

Abbildung 2: Maßnahmen zur Prävention von Rückenschmerzen am Arbeitsplatz (eigene Darstellung nach Kempf, 2011).

Zu den gängigen in der Abbildung ersichtlichen Präventionsmaßnahmen unspezifischer Rückenschmerzen im Betrieb gehören: Bewegungsbezogene Programme, informationsbasierte Programme, Hilfsmittel, ergonomische und multidimensionale Programme (Lühmann et al., 2006). Die klassische Rückenschule zählt zu den verhaltensbezogenen Maßnahmen, die moderne Rückenschule zu den multidimensionalen

Programmen. Zu den am häufigsten in Betrieben durchgeführten und von Krankenkassen bezuschussten Maßnahmen zählen Kurse und Schulungen wie z.B. die Rückenschule (Kaminski, 2013). Ziele der multidimensionalen Programme sind neben der Veränderung des Bewegungsverhaltens durch Schulungsmaßnahmen auch die Veränderung der Arbeitsbedingungen, des Problembewusstseins, der Eigenverantwortung, Selbstwirksamkeitsüberzeugung und Arbeitsplatzzufriedenheit (Gröben, Freigang-Bauer & Bös, 2004). Dazu gehört die Reduzierung von arbeitsbedingten Stressoren, Aufbau gesundheitsförderlicher Ressourcen sowie Bewegungs- und Entspannungstraining zur gezielten Veränderung von inadäquaten Kognitionen, Bewältigungsmustern und Verhaltensweisen und arbeitsorganisatorische Maßnahmen zur Förderung des Sozialklimas (Stadler & Spieß, 2009). Darüber hinaus ist das durch Führungskräfte gesteuerte Sozialklima durch Anerkennung und sozialer Unterstützung zu verändern (Stadler & Spieß, 2009).

Nachdem bereits auf die Rückenschule als mögliche Maßnahme hingewiesen wurde, soll diese nun im Einzelnen behandelt werden.

4. DAS INSTRUMENT RÜCKENSCHULE

Rückenschule wird definiert als "ganzheitliches, aktives Rückenprogramm zur Vorbeugung von Rückenschmerzen im Rahmen unspezifischer Wirbelsäulenerkrankungen" mit Kombination theoretischer und praktischer Anteile (Brehm, Pahmeier & Tiemann, 1997). Ziel ist die "Prävention degenerativer Wirbelsäulenerkrankungen". Diese gelten als "High-frequency-low-cost-Technologien" mit wichtigem sozioökonomischem Stellenwert. Alle Rückenschulen enthalten als Baustein Gruppenunterricht über wirbelsäulenschonendes Verhalten (Nentwig, 1999, S.958).

Im Jahre 1969 wurde die erste Rückenschule in Schweden gegründet, mit dem Ziel Rückenschmerzepisoden und Chronifizierung durch edukative Maßnahmen zu reduzieren (Tutschke et al., 2013). Durch verbesserte Wissenslage sollten Verhalten und Schmerzauftreten verändert werden (Müller et al., 2005). Die erste Evaluationsstudie entstand 1977 in Schweden mit Betrachtung schwedischer Rückenschulen und dem Ergebnis der AU-Reduktion im Vergleich zu manueller Therapie und Kurzwellenbestrahlung (Nentwig, 1999).

Bei betrieblichen Rückenschulen sind Teilnehmer mit und ohne Rückenschmerzproblematik vorhanden (Nentwig, 1999). Rückenschulen sind vorwiegend sekundärpräventiv wirksam, da oftmals bereits im Kindes- und Jugendalter die ersten Rückenschmerzen auftreten. Schwerpunkt ist die Verhinderung neuer Rückenschmerzen bzw. die Vermeidung der Chronifizierung (Borys et al., 2013). Die Rückenschule zählt zu den am weitesten verbreiteten Präventionsmaßnahmen. Den Daten aus den Studien von Schneider zufolge haben 2005 etwa 7 % der deutschen Bevölkerung an einer Rückenschule teilgenommen (2006). Dem "Initiative Gesundheit und Arbeit" (iga)-Barometer 2007 zufolge, bietet jedes fünfte Unternehmen Rückenschulkurse an, um Folgekosten und AU zu reduzieren, wie die Studie von Krauth et al. zeigt (2000). Die Teilnahmerate von Personen höherer sozialer Schichten und Frauen ist signifikant höher wie die der Männer. Teilnehmer kommen signifikant häufiger aus Westdeutschland, haben einen Ehepartner, eine sportliche Freizeitbeschäftigung, eine gesunde Ernährung und einen gesunden Lebensstil. Es liegt das Präventionsdilemma vor, dass Personengruppen die die Rückenschule am stärksten benötigen würden, am wenigsten erreicht werden (Schneider, 2006).

4.1 KLASSISCHE RÜCKENSCHULEN

Klassische Rückenschulen gehen davon aus, dass rückenschädigende Haltungs- und Bewegungsmuster durch Fehlhaltungen zu Rückenschmerzen führen. Ansatzpunkte sind theoretisch-edukative und physisch-übende Maßnahmen im Gruppenunterricht, mit dem Ziel rückenschonende Verhaltensweisen zu erlernen (Lühmann, Müller & Raspe, 2004). Die Ziele sind in der nachstehenden Abbildung ersichtlich.

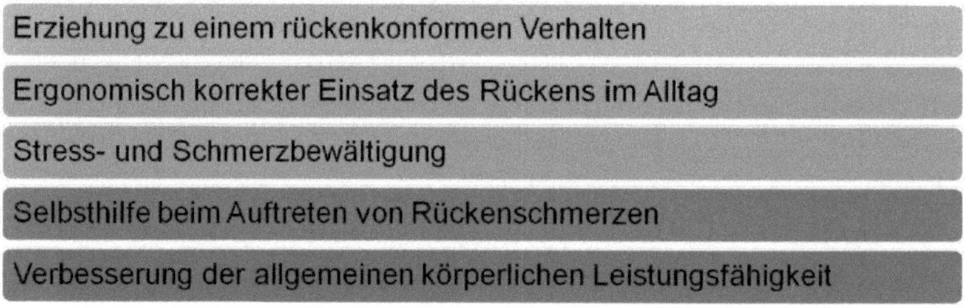

Erziehung zu einem rückenkonformen Verhalten

Ergonomisch korrekter Einsatz des Rückens im Alltag

Stress- und Schmerzbewältigung

Selbsthilfe beim Auftreten von Rückenschmerzen

Verbesserung der allgemeinen körperlichen Leistungsfähigkeit

Abbildung 3: Ziele der klassischen Rückenschule (nach Schlapbach, 1994).

Die klassische Rückenschule hat ihre Grenzen in der fehlenden bzw. mangelhaft nachgewiesenen Wirksamkeit (Kuhnt, 2006) durch die geringe Intensität und Dauer, fehlende individuelle Ausrichtung, fehlende Berücksichtigung psychosozialer Risikofaktoren und die Tatsache, dass die Änderung automatisierter Verhaltensweisen ein langwieriger Prozess und nicht durch einmalige Schulungen zu verändern sind. Diese sind kaum langfristig und arbeitsplatzbezogen ausgerichtet (Stadler & Spieß, 2009; Poppel et al., 2004).

Nachdem die klassische Rückenschule zunehmender Kritik bezüglich fehlender Evidenz ausgesetzt war, entwickelte sich die neue Rückenschule (Kempf, 2010). Diese wird demzufolge vorgestellt.

4.2 DIE NEUE RÜCKENSCHULE

Da die klassische Rückenschule ab 1990 zunehmend kritisiert wurde (siehe Lühmann et al., 1999), entstand 2004 die neue Rückenschule durch die KddR um die Qualität der Rückenschulangebote zu sichern. Die Neue Rückenschule ist ein "biopsychosozial ausgerichtetes multimodales Rückenprogramm" mit salutogenetischer, ganzheitlicher und interdisziplinärer Ausrichtung (Kempf, 2009, S.3). Als multidisziplinäres Programm macht es sich die neue Rückenschule zum Ziel die booonders betroffenen Risikogruppen zu erreichen, um bei diesen das Auftreten neuer Schmerzepisoden und dadurch auch die Chronifizierung zu vermeiden (Kuhnt, 2006). Ziele der modernen Rückenschulen sind die "Verbesserung der physischen und psychosozialen Gesundheitsressourcen, die Verminderung von Risikofaktoren für Rückenschmerzen und der Aufbau und die Bindung an gesundheitsorientierte körperliche Aktivität sowie die Sensibilisierung für haltungs- und bewegungsförderliche Verhältnisse". Rückenschule beinhaltet körperliche Aktivität, Stressbewältigungstraining, Entspannungsmethoden, Körperwahrnehmung und Wissensvermittlung (NVL Kreuzschmerz, 2011,S. 82). Physisch sollen Rumpfmuskeln, koordinative Fähigkeiten, propriozeptive Wahrnehmung und Ausdauerfähigkeit gestärkt werden. Die neue Rückenschule zielt nicht darauf ab Symptome zu lindern, sondern die Selbstaufmerksamkeit und Selbstwirksamkeit zu erhöhen um Teilnehmer zu befähigen „aktive Schmerzbewältigungsstrategien in ihren Alltag zu integrieren" um ein langfristiges gesundheitsförderliches Verhalten aufzubauen. Auf psychosozialer Ebene geht es um die Stärkung emotionaler, motivationaler, kognitiver und sozialer Ressourcen (Kuhnt, 2006).

4.3 VERGLEICH VON KLASSISCHER UND NEUER RÜCKENSCHULE

Die aufgeführte Tabelle zeigt die Unterschiede der beiden Rückenschulkonzepte in der Gegenüberstellung.

Tabelle 1: Vergleich der klassischen und neuen Rückenschule (orientiert an Kuhnt, 2006)

	Klassische Rückenschule	Neue Rückenschule
Rückenschmerzen	Biomedizinisch	Biopsychosozial
Ansatzpunkte	Individuell, verhaltenspräventiv	Individueller- und Settingansatz
Leitziele	Rückenschmerzen vorbeugen bzw. kontrollieren	Rückengesundheit verbessern, Chronifizierung verhindern
Inhalt	Sehr theorielastig, wenig Training	Multimodal, bewegungsorientiert
Gesundheitspädagogische Ausrichtung	Abbau von Risikofaktoren	Aufbau von Schutzfaktoren und Verminderung von Risikofaktoren
Dauer	Begrenzung meist auf einen Kurs	Mehrere aufeinander aufbauende Kurse
Evaluation	Selten durch Abfrage durchgeführt	Qualitative und quantitative Tests, standardisierter Evaluationsbogen

4.4 INANSPRUCHNAHME DER RÜCKENSCHULE IN BETRIEBEN

Bei Maßnahmen der BGF die Arbeitenden im Betrieb fehlen und Sie gerne in Anspruch nehmen würden, steht die Rückenschule mit Abstand an erster Stelle (Bödeker & Hüsing, 2007). Bezüglich der angebotenen Maßnahmen werden von den Beschäftigten arbeitsplatzbezogene Rückenschulen mit 47,3 % und Stressbewältigungs- bzw. Entspannungsmaßnahmen zu 43,3 % präferiert. Für Rückenschulangebote interessieren sich vor allem Arbeitnehmer im Alter von 20 bis 40, der Wirtschaftbereiche, des Gesundheit- und Sozialwesens sowie der öffentliche Verwaltung, Verteidigung und Sozialversicherung (Zok, 2010).

Umso größer das Unternehmen, umso häufiger werden Rückenschulen angeboten, vor allem in den Berufsgruppen des Gesundheitswesens und in technischen Berufen. Die Inanspruchnahme ist im Gegensatz umso höher, umso kleiner das Unternehmen ist. Insgesamt liegt die Teilnahme bei rund 40 %. Bei der Differenzierung nach Berufsgruppen stehen die Lehrer und Sozialarbeiter mit 67 % an erster Stelle, gefolgt vom Gesundheitswesen mit 54 % und den Büroberufen mit 38 %. Bei Fertigungsberufen sind Rückenschulen am unbeliebtesten (Bödeker & Hüsing, 2007). Etwa 17,5 % der deutschen Erwerbstätigen nahmen jemals und 7,2 % im letzten Jahr an einer Rückenschule teil. Teilnehmer sind eher älter, teilzeitbeschäftigt, nicht ledig, weiblich, einer höheren sozialen Schicht und einem sportlichen Lebensstil angehörend. Signifikant geringer ist die Teilnahme bei Personen mit ungesundem Lebensstil, also Genussmittelkonsum, ungesunder Ernährung und wenig Bewegung. Teilnehmer an Rückenschulen erhielten in letzter Zeit seitens eines Arztes eine konkrete Empfehlung zu einem gesünderen Lebenswandel. Höhere Positionen am Arbeitsplatz führen zur höheren Teilnahme. Erwerbstätige mit bereits vorliegenden Rückenschmerzen nehmen signifikant häufiger Angebote in Anspruch wie die ohne Schmerzen. Vollzeitbeschäftigte und Ledige sind weniger bereit an einer Rückenschule teilzunehmen (Schneider, Hauf & Schiltenwolf, 2005).

5. WIRKSAMKEIT DER BETRIEBLICHEN RÜCKENSCHULE

Die Rückenschule wurde im betrieblichen Kontext evaluiert. Die Ergebnisse werden nun getrennt nach klassischer und moderner Rückenschule wiedergegeben.

5.1 WIRKSAMKEIT DER KLASSISCHEN RÜCKENSCHULE

Klassische Rückenschulen sind zwar weit verbreitet, aber als alleinige Maßnahme ineffektiv wie mehrere Autoren zum Schluss kommen (Lincoln et al. 2000, Sachverständigenrat für die Konzertierte Aktion im Gesundheitswesen 2000, van Poppel et al. 2004, Linton und van Tulder, 2001; Stadler & Spieß, 2009). Raspe und Kohlmann gehen sogar von einer negativen Wirkung aus, indem Rückenschulen das Krankheitsbewusstsein schärfen und dadurch die Chronifizierung begünstigen (1994 zit. nach Nentwig 1999). Dem DIMDI zufolge sind konventionelle Rückenschulen mit Theorie und Praxis möglicherweise kurzfristig wirksam in der Reduktion von neuen Rückenschmerzphasen, wenn diese neben theoretischer Wissensvermittlung einen aktiven Übungsteil enthalten, jedoch ohne nachweislich langzeitigen Effekt. Lühmann et al. kommen zum Ergebnis, dass klassische Rückenschulen wenn dann nur kurzfristig wirksam sind in der Reduktion neuer Schmerzepisoden bei chronischen Schmerzen, in Kombination von Schulung und aktivem Übungsteil, jedoch nicht in der AU-Reduktion (2006). Bei der Betrachtung von drei systematischen Reviews und sechs kontrollierter Einzelstudien zeigt sich, dass informationsbasierte Interventionen mit Wissensvermittlung zu rückenbezogenen Themen am Arbeitsplatz in alleiniger Durchführung unwirksam sind in der Rückenschmerzreduktion. Am meisten Nachweise liegen Lühmann et al. entsprechend für die Effektivität bewegungsbezogener Maßnahmen, besonders bei Hochrisikogruppen, vor mit erhöhter Wirksamkeit wenn diese langfristig und kontinuierlich durchgeführt werden (2006). Auch Barthelmes sieht Bewegungsprogramme bei langfristiger und kontinuierlicher Durchführung als wirksam an (2010). Es lässt sich von Tutzschke et al. nachweisen, dass Rückenschmerzen bereits durch Stärkung körperlicher Fitness im Rahmen von Trainings- und Bewegungsprogrammen vorgebeugt werden können (2014).

Bei der Evaluation von zwei randomisierten kontrollierten RCT's und drei nicht-randomisierten kontrollierten RCT's an beschwerdefreien Arbeitnehmern wurde keine Wirkung der Rückenschule auf die Zielgrößen AU, Kosten, Rückenverletzungen und Rückenschmerzepisoden nachgewiesen (Lühmann, Müller & Raspe, 2004). Die Zusammenfassung von neun RCT's im iga-Report 13 zeigt bei nur bei Heymans et al. einen positiven Effekt von Rückenschulen auf Fehlzeiten und Schmerzdauer (2004). Diesen zufolge ist die Evidenzlage moderat, dass Rückenschulen im Vergleich zu reinen Übungen, manueller Therapie oder Ratschlägen kurzzeitig wirkungsvoll und langzeitig moderat wirkungslos sind, mit fehlender eindeutiger Wirksamkeit am Arbeitsplatz (Heymans et al., 2004). Es wird jedoch davon ausgegangen, dass eine kurzfristige Wirksamkeit bei enthaltenem Übungsteil im Betrieblichen Setting besteht (Heymans et al., 2003). Die randomisierte Fall-Kontroll-Studie von Daltroy et al. mit einem Zeitraum von über fünf Jahren bei der über 2500 Postarbeiter untersucht wurden, zeigt bis auf das verbesserte Wissen über rückenschonende Verhaltensweisen keine Wirkung. Rückenschulen sind diesen zufolge als isolierte Maßnahme unwirksam (1997). In der Übersichtsarbeit von Nentwig zeigen von 18 betrachteten systematischen Übersichtsarbeiten 10 positive Ergebnisse (1/2 davon chronisch bzw. akute Rückenschmerzen), 2 keine klare und 6 keine Wirkung. Von diesem wird die Wirksamkeit der 'Rückenschule daraufhin als "mäßig bis stark" bezeichnet (Nentwig

1999, S. 961). Rückenschulen bei chronischen Beschwerden sind weniger gut evaluiert als akute. Wobei die Ergebnisse bei chronischen Beschwerden besser ausfallen. Für Rückenschmerzen am Arbeitsplatz wird die Rückenschule als sinnvoll und wissenschaftlich in der Wirksamkeit bestätigt angesehen, mit fehlender Wirksamkeit außerhalb des Arbeitsumfelds (Nentwig, 1999).Eine durch standardisierte Fragebogen evaluierte Rückenschule der AOK welche zu 63 % mit berufstätigen Männern durchgeführt wurde, zeigt signifikante Effekte direkt nach der Teilnahme. Die reduzierte Schmerzwahrnehmung bleibt bis zu einem Jahr nach Intervention erniedrigt. Eine Reduktion der AU-Tage ist nach zwei Jahren, jedoch nicht mehr nach zweieinhalb Jahren nachweisbar. Das Programm wird insgesamt als Effizient angesehen (Einsparungen 1850 DM für die GKV und 1295 DM für die AOK) (Drupp, 2004).

Das BASF-Rückenprojekt wird als "Good Practice Beispiel" herausgegriffen. Über die Hälfte der BASF-Mitarbeiter die regelmäßig an der Rückenschule teilnahmen gaben an, dass sich ihre Rückenbeschwerden verbesserten. Die Längsschnittstudie zeigt, dass Verhältnismaßnahmen in Kombination mit Rückenschulkursen die Zahl an Rückenbeschwerden reduzierten. Diese wurden täglich für mindestens eine Stunde angeboten und beinhalten Themen der klassischen Rückenschulen wie Aufbau und Funktion der Wirbelsäule, muskuläre Dysbalancen, die Kräftigung der Muskulatur sowie das Thema Ernährung und psychosoziale Einflussfaktoren auf Rückenbeschwerden, z.B. Stress, Ängste und die Anwendung von Entspannungsübungen (Pluto & Zober, 2002).

Zusammenfassend ist eine intensive Rückenschule mit umfangreichem Übungsteil wahrscheinlich wirksam in der Prävention von Rückenschmerzen und die Standardrückenschule wahrscheinlich unwirksam. Insgesamt deuten die Ergebnisse darauf hin, dass Rückenschulen - wenn überhaupt- so nur auf den Arbeitsplatz bezogen und im therapeutischen Ansatz wirkungsvoll sein können (Lühmann, Müller & Raspe, 2004). Die Autoren des iga-Reports 13 fassen zusammen, dass Rückenschulen nicht in der primär- aber in der sekundären und tertiären Prävention wirksam sind (Sockoll, Kramer & Bödeker, 2008).

5.2 WIRKSAMKEIT DER NEUEN RÜCKENSCHULE

Für klassische Rückenschulen liegen keine klaren Wirksamkeitsnachweise vor. Für neue Rückenschulen als multidimensionale Programme liegen Bestätigungen vor, dass diese kurz- bis mittelfristig wirksam sind wenn sie im Arbeitssetting durchgeführt werden (Brox et al., 2008 & NVL Kreuzschmerz, 2011). Am wirksamsten sind multidimensionale Programme Lühmann et al. (2006) zufolge und am zweitwirksamsten, nach den rein bewegungsbezogenen Programmen, Kramer, Sockoll und Bödeker gemäß. Bei multidimensionalen Programmen mit stark gefährdeten Risikogruppen liegt der größte

Return of Investment (ROI) vor. Die Wirksamkeit der multidimensionalen Maßnahmen hängt ab von der intensiven, kontinuierlichen Durchführung mit tätigkeitsbezogener Gestaltung der Schulungsmaßnahmen (Kramer, Sockoll & Bödeker, 2008).

Es fehlt der Nachweis eines langfristigen Nutzens der neuen Rückenschule. Ein kurz bis mittelfristiger Nutzen wird international bestätigt (Borys et al., 2013). Die Evidenzlage spricht laut Nationaler Versorgungsleitlinie Kreuzschmerz (NVL) mit Evidenzgrad B dafür bei chronischem nichtspezifischem Rückenschmerz, Rückenschulen durchzuführen. Empfehlungsgrad A entspricht einer starken Empfehlung mit soll, Evidenzgrad B einer Empfehlung mit sollte. Bei subakutem nichtspezifischem Kreuzschmerz besteht keine evidenzbasierte sondern eine offene Wirkung mit Empfehlungsgrad null (NVL Kreuzschmerz, 2011). Die europäische Leitlinie besagt „Rückenschulen mit Schwerpunkt auf biomedizinischen Aspekten von Hebetechniken werden nicht empfohlen (Level A). Hoch intensive Rückenschulprogramme, die edukative und trainingstherapeutische Elemente beinhalten, werden für Patienten mit wiederkehrenden und lang anhaltenden Schmerzen empfohlen (Level B). Die Effektgröße ist relativ klein." (Müller et al, 2005, S. 103).

Durch Vermeidung psychosozialer Risikofaktoren am Arbeitsplatz können Lintons systematischen Review, mit 975 einbezogenen Studien zufolge, 40 % der Rückenschmerzen am Arbeitsplatz verringert werden (Linton 2001 zit. nach Stadler & Spieß 2009).

5.3 EVALUATION DER NEUEN RÜCKENSCHULE ANHAND EINER EINZELSTUDIE

Da nur wenige qualitativ hochwertigen Studien, welche die neue Rückenschule evaluieren vorliegen, wird eine aktuelle Einzelstudie mit Arbeitsplatzbezug exemplarisch herausgegriffen und näher betrachtet (Lühmann et al., 2006). Diese sekundär präventive Studie misst die Nachhaltigkeit, subjektive Funktionsbeeinträchtigungen, Schmerzintensität und AU-Tage. Durchgeführt wurde Sie am Universitätsklinikum Jena. Zwei Publikationen mit den Ergebnissen "Evaluation der Neuen Rückenschule" wurden 2013 zu "Schmerz- und psychologischen Merkmalen" und 2014 zu "Muskulär-physiologischen Merkmalen" veröffentlicht. Überprüft wurden die physischen Gesundheitsressourcen durch Oberflächen-Elektromyografie-Messung und die psychischen Gesundheitsressourcen durch schmerzbezogene Kognitionen, Bewältigungsverhalten und krankheitsbezogene Kontrollüberzeugungen. Die Intervention dauerte drei Monate mit 1,5 Stunden wöchentlich, maximal zehn Teilnehmern und einer dreimonatigen Wartezeit mit 3 und 12 Monate Follow-up (Tutschke et al., 2013). Die Rückenschulmaßnahme beinhaltete Konditions- und Koordiationstraining, Wissensvermittlung über Anatomie, Muskelfunktonen, Verhaltenstheorien, Schmerz- und Stressbewältigung sowie Körperwahrnehmung, Haltung, Entspannung und das nachhaltige Ausführen einer gesundheitssportlichen Aktivität (Kempf, 2010). Die 88 Teilnehmer waren durchschnittlich 47 Jahre alt, zu knapp 80 % berufstätig und mit 67 % einem hohen Bildungsniveau angehörend. Durch die Intervention verbesserte sich signifikant die Schmerzintensität, körperliche Funktionsfähigkeit, das Angst-Vermeidungs-Verhalten bezüglich körperlicher Aktivität und die krankheitsbezogenen Kontrollüberzeugungen, die Depressivität und passive Schmerzbewältigungsstrategien bis zu einem Jahr nach Intervention. Die AU-Tage wurden nicht gemessen, da keine wesentlichen krankheitsbedingten Arbeitsausfälle vorlagen. Da die Mehrheit der Teilnehmer bereits an Rückenschmerzen litt, handelte es sich um eine sekundärpräventive Maßnahme. Insgesamt nahmen die Schmerzintensität, das Angst-Vermeidungsverhalten stark ab und die körperliche Funktionsfähigkeit stark zu (Tutzschke et al., 2013).

6. DISKUSSION ÜBER STELLENWERT UND GRENZEN DER RÜCKENSCHULE

Zunächst soll die Studienlage, dann die Rückenschule als Instrument an sich und dann die Durchführung im Rahmen der BGF kritisch hinterfragt werden.

6.1 KRITISCHE BETRACHTUNG DER STUDIENLAGE

Unterschiedliche Kriterien der Wirksamkeit und die breite Differenz der Ziele, Inhalte und Vermittlungsformen machen die Studien zur Wirksamkeit der Rückenschule schwer vergleichbar. Die Rückenschulen unterscheiden sich untereinander erheblich bezüglich Methodik und erzielten Ergebnissen. So werden zum Beispiel das Wissen über wirbelsäulengerechtes Verhalten, die Schmerzintensität, Zahl der Inanspruchnahme des Gesundheitssystems, Beeinträchtigung bei Ausführung täglicher Aktivitäten oder die AU-Zahl gemessen (Nentwig, 1999). Bei der Erfassung von Rückenschmerzhäufigkeiten ist problematisch, dass Rückenschmerzwahrnehmungen individuell sehr verschieden sind und eine einheitliche Klassifikation von Rückenschmerzen fehlt (Raspe, 2012).

Die Beurteilung der Qualität wird erschwert durch die Differenz der Wirkungsmaßstäbe, Konzepte, Inhalte und fehlender methodischer Qualität und Quantität (Schneider, Hauf & Schiltenwolf, 2005). Die methodische Qualität der Einzelstudien ist durch Selektionsbias und fehlende Kontrolle von Störfaktoren herabgesetzt. Studien aus dem Bereich der Verhaltensprävention entsprechen am ehesten hohen klinisch-epidemiologischen Qualitätsstandards, da Studien, die Settingansätze bewerten nur wenige klinisch-epidemiologische Qualitätskriterien erfüllen. Es besteht daher Bedarf Letztere mit standardisierten Methoden auszuwerten, da kaum Studien mit hoher methodischer Qualität vorhanden sind (Lühmann et al., 2006).

Auch die aktuelle Evaluationsstudie der neuen Rückenschule mit Veröffentlichungen von Tutzschke et al. (2013) und Borys et al. (2014) hat ihre Grenzen in der methodischen Qualität. Die Ergebnisse sind durch die Stichprobengröße nur bedingt aussagekräftig und müssten deshalb anhand einer größeren Stichprobe überprüft werden. Des weiteren müsste eine Kontrollgruppe über den gesamten Zeitraum vorliegen und auch unmotivierte Teilnehmer einbezogen werden. Auch der höhere Bildungsstand der Teilnehmer und die Mehrzahl an Frauen sind kritisch zu betrachten (Borys et al., 2014). Die aufgeführte Problematik ist auch für diese aktuelle Studie gültig.

6.2 AUSBLICK UND GRENZEN DES INSTRUMENTS RÜCKENSCHULE

Die größte Problematik liegt darin, dass die Personengruppen mit dem geringsten Bedarf vorwiegend die sind, welche die Maßnahme nutzen. Es ist in Zukunft von hoher Relevanz bisher wenig erreichte Risikogruppen zur Teilnahme zu bewegen. Es liegt Potential und Bedarf darin niedrigschwellige Angebote zu generieren, dazu gehören Kurse im Betrieb während oder direkt nach der Arbeitszeit. Die „optimale Zielgruppenerreichung" ist maßgeblich für den Erfolg von Rückenschulen verantwortlich. Es ist für die Planung erforderlich, den Schwerpunkt auf sozial schwache Schichten zu legen und diese zur Teilnahme zu bewegen (Schneider & Schlittenwolf, 2005). Rückenschulen haben oft einen fehlenden Bezug zum Arbeitsplatz (Sachverständigenrat für die Konzentrierte Aktion im Gesundheitswesen, Gutachten 2000/2001). Betrieblichen Prävention muss, um wirksam zu sein technisch-ergonomische, organisatorische und verhaltensorientierte Maßnahmen verknüpfen und dabei partizipatorisch vorgehen (Osterholz, 1993). Ein nicht ausgeschöpftes Potential besteht in der Verknüpfung von Maßnahmen auf individueller und organisatorischer Ebene. Bei Maßnahmen der Arbeitsgestaltung, die über verhaltensorientierte Maßnahmen wie Rückenschulen hinausgehen, halten sich viele Unternehmen zurück. Gründe hierfür sind eingefahrene Machtstrukturen oder auch das fehlende Bewusstsein der Zusammenhänge zwischen der Organisationsstruktur und gesundheitlicher Auswirkungen dieser (Ulich &Wülser, 2012)."Betriebliche Gesundheitsförderung bedeutet heute für eine Betriebskrankenkasse mehr, als nur die Kosten einer Rückenschule zu übernehmen oder hier und dort eine Aktion zur Diabetesfrüherkennung durchzuführen" (Butz, 2010, S. 228). Die "Rückenschule oder etwa die ergonomische Begutachtung der Arbeitsplätze können zwar kurzfristig oder auf einen bestimmten Bereich begrenzt positive Effekte erzielen, führen aber als isolierte Aktionen nicht zu nachhaltigen Ergebnissen. Ein dauerhafter Erfolg stellt sich nur ein, wenn die Gesundheit der Mitarbeiter als gleichrangiges Unternehmensziel in den Leitlinien der Organisation verankert und in bestehende Steuerungssysteme integriert wird." (Meiler, 2010, S. 33).

7. VERZEICHNISSE

7.1 LITERATURVERZEICHNIS

Badura, B., Ducki, A., Schröder, H., Klose, J. & Meyer, M. (Hrsg.) Fehlzeiten-Report 2013. Verdammt zum Erfolg - Die süchtige Arbeitsgesellschaft? Zahlen, Daten, Analysen aus allen Branchen der Wirtschaft. Berlin, Heidelberg: Springer.

Barthelmes, I. (2010). iga-Fakten Nr. 2. Starke Muskeln, gesunde Knochen – beweglich bleiben im Beruf Muskel-Skelett-Erkrankungen in der Arbeitswelt wirksam vorbeugen. (1. Aufl.) BKK BV, DGUV, AOK-BV, vdek. Essen: Medienhaus Lissner.

Bellach, B.-M., Ellert, U. & Radoschewki, M. (2000). Epidemiologie des Schmerzes - Ergebnisse des Bundes-Gesundheitssurvey 1998. Bundesgesundheitsblatt, 43, 424-431.

Bellach, B.-M., Knopf, H. & Thefeld, W. (1998). Der Bundes-Gesundheitssurvey 1997/98. Gesundheitswesen 60, Sonderheft 2, 59-68.

BKK (2013). BKK Gesundheitsreport 2013: Rückenschmerzen sorgen für meiste Ausfalltage - Krankenstand 2013 steigt marginal über den Wert von 2012. Berlin, 17. Dezember 2013. Verfügbar unter: http://www.bkk-dachverband.de/bkk-news/357-pm-gesundheitsreport 2013. Zugriff am [20.08.2014]

Borys, C., Nodop, S., Tutzschke, R., Anders, C., Scholle, H.C. & Strauß, B. (2013). Evaluation der Neuen Rückenschule, Schmerz- psychologische Merkmale. Der Schmerz, 27, 588-596.

Brehm, W., Pahmeier, I. & Tiemann, M. (1997). Gesundheitsförderung durch sportliche Aktivierung: Qualitätsmerkmale, Programme, Qualitätssicherung. Sportwissenschaft (27) 1, 38-59.

Brox, J.I., Storheim, K., Grotle, M., Tveito, T. H., Indahl, A. & Eriksen, H. R. (2008). Systematic review of back schools, brief education, and fear-avoidance training for chronic low back pain. Spine, 8, 948-958.

Bundesärztekammer (BÄK), Kassenärztliche Bundesvereinigung (KBV) & Arbeitsgemeinschaft der Wissenschaftlichen Medizinischen Fachgesellschaften (AWMF) (2011). Nationale VersorgungsLeitlinie Kreuzschmerz – Langfassung. (1. Aufl.). Version 4. 6. August 2013. Verfügbar unter: http://www.versorgungsleitlinien.de/themen/kreuzschmerz/pdf/nvl-kreuzschmerz-lang-4.pdf. Zugriff am [10.08.14].

Butz, E. (2010). "Der gesunderhaltende Betrieb": Mehr als ein Modellprojekt?. 227-230. In Kroll, D. & Dzudzek, J. (Hrsg.). Neue Wege des Gesundheitsmanagements. (1. Aufl.). Gabler: Wiesbaden.

Daltroy, L. H.; Iversen, M. D., Larson, M.G., Lew, R., Wright, E., Ryan, J., Zwerling, C., Fossel, A.H. & Liang, M.H. (1997). A controlled trial of an educational program to prevent low back injuries. New England Journal of Medicine. 337, 322-328.

Diemer, W. & Burchert, H. (2002). Chronische Schmerzen - Kopf- und Rückenschmerzen, Turmorschmerzen. Gesundheitsberichterstattung des Bundes, Heft 7. Berlin: Robert Koch-Institut.

Drupp, M. (2004). Betriebliche Gesundheitsförderung durch die Gesetzliche Krankenversicherung. Rückenschulen und umfassende Ansätze eines betrieblichen Gesundheitsmanagements. Deutsches Ärtzeblatt, 26, 1881-1885.

Göbel, H. (2001). Epidemiologie und Kosten chronischer Schmerzen. Spezifische und unspezifische Rückenschmerzen. Der Schmerz, 15, 92-98.

Gröben, F., Freigang-Bauer, I. & Bös, K. (2004). Leitfaden zur erfolgreichen Durchführung von Gesundheitsförderungsmaßnahmen im Betrieb. Schwerpunkt: Muskel-Skelett-Erkrankungen. Dortmund/Berlin/Dresden: Initiative Neue Qualität der Arbeit.

Hartvigsen, J., Leboeuf-Yde, C., Lings, S. & Corder, E. H. (2000). Is sitting-while.at-work associated with low back pain? A systematic, critica literature review. Scand J Public Health, 28, 230-239.

Hartvigsen, J., Lings, S., Leboef-Yode, C.& Bakketeig, L. (2004). Psychosocial factors at work in relation to low back pain and consequences of low back pain; a systematic, critical review of prospective cohort studies. *Occup Environ Med, 61, 2-10.*

Heymans, M. W., van Tulder, M. W., Esmail, R., Bombardier, C. & Koes, B. W. (2003). Back schools for non-specific low-back pain. The Cochrane Database of Systematic Reviews, 4.

ICD (2013). ICD-10-GM Version 2014, Kapitel XIII, Krankheiten des Muskel-Skelett-Systems und des Bindegewebes, (M00-M99) WHO, DIMDI 1994 - 2014. Stand: 20.09.2013. Verfügbar unter: http://www.icd-code.de/icd/code/M54.-.html. [Zugriff am 26.08.14].

Kaminski, M. (2013). Betriebliches Gesundheitsmanagement für die Praxis. Ein Leitfaden zur systematischen Umsetzung der DIN SPEC 91020. Wiesbaden: Springer Gabler.

Kempf H.-D. (Hrsg.). (2010). Die Neue Rückenschule. Das Praxisbuch. Heidelberg: Springer.

Kempf H.- D. (2011). Rückengesundheit im Betrieb. Interventionsmöglichkeiten des Rückenschullehrers. Die Säule, 21(2). 26-29.

Kempf, H.-D.(2009). Neue Rückenschule (I) - Den Rücken neu entdecken. Der Übungsleiter. 11, 3-4.

Kramer, I., Sockoll, I. & Bödeker, W. (2008). Die Evidenzbasis für betriebliche Gesundheitsförderung und Prävention - Eine Synopse des wissenschaftlichen

Kenntnisstandes. In Badura, B., Schröder, H. & Vetter, c. (Hrsg.). Fehlzeiten-Report 2008. Betriebliches Gesundheitsmanagement: Kosten und Nutzen. Heidelberg: Springer. 77-84.

Kuhnt, U. (2006). Von der „Klassischen Rückenschule" zur „Neuen Rückenschule". Die Säule 16, 4. 152-159.

Lenhardt, U., Elkeles, T., Rosenbrock, R. (1997). Betriebsproblem Rückenschmerz. Weinheim München: Juventa.

Lenhardt, U. (2001). Wirksamkeit betrieblicher Gesundheitsförderung in Bezug auf Rückenbeschwerden und durch Rückenbeschwerden bedingte Arbeitsunfähigkeit. Berlin. Veröffentlichungsreihe der Forschungsgruppe Public Health, Wissenschaftszentrum Berlin für Sozialforschung (WZB). Leibnitz-Informationszentrum Wirtschaft.

Liebers, F., Brendler, C. & Latza, U. (2013). Alters- und berufsgruppenabhängige Unterschiede in der Arbeitsunfähigkeit durch häufige Muskel-Skelett-Erkrankungen. Rückenschmerzen und Gonarthrose. Bundesgesundheitsblatt, 56, 367-380.

Lincoln, A. E., Vernick, J. .S, Ogaitis, S., Smith,. GS., Mitchell,. CS.& Agnew, J (2000). Interventions for the Primary Prevention of Work-Related Carpal Tunnel Syndrome. American Journal of Preventive Medicine. 18(4), 37-50.

Linton, S.J.& van Tulder, M.W.(2001). Preventive interventions for back and neck pain problems: What is the evidence? Spine, 26, 778–787.

Lühmann, D. & Zimolong, B. (2007). Prävention von Rückenerkrankungen in der Arbeitswelt. In Badura, B., Schellschmidt, H. & Vetter, C. (Hrsg). Fehlzeiten-Report, 63-80.

Lühmann D., Kohlmann T., Raspe H. (1999). Die Wirksamkeit von Rückenschulprogrammen in kontrollierten Studien. Z.ärztl. Fortbild. Qual.sich. 93, 341-348.

Lühmann, D., Burkhardt-Hammer, T., Stoll, S. & Raspe, H. (2006). Prävention rezidivierender Rückenschmerzen. Präventionsmaßnahmen in der Arbeitsplatzumgebung. DIMDI (Hrsg.). Schriftenreihe HTA-Bericht, 38. DIMDI: Köln.

Lühmann, D., Müller, V. E. & Raspe, H. (2004). Prävention von Rückenschmerzen. Expertise im Auftrag der Bertelsmann-Stiftung und der Akademie für Manuelle Medizin, Universität Münster. Abschlussbericht. Lübeck.

Maier-Riehle, B. & Härter, M. (1996). Die Effektivität von Rückenschulen aus empririscher Sicht ± eine Metaanalyse. Z Gesundheitspsychol, 4, 197-219.

Müller, G, Burton, A. K., Balagué, F., Cardon, G., Eriksen, H.RI, Henrotin, Y., Lahad, A., Leclerc. A. & van der Beek, A.J. (2005). Evidenz für die Wirksamkeit von Maßnahmen zur Prävention von Rückenschmerzen - Europäische Leitlinien. Psychoscience, 1, 100-112.

Nentwig, C.G. (1999). Effektivität der Rückenschule - ein Überblick über die Ergebnisse der evidenz-basierten Evaluation. Der Orthopäde, 28 (11), 958-965.

Nickel, R. & Raspe, H.H. (2001). Chronischer Schmerz: Epidemiologie und Inanspruchnahme. Nervenarzt, 72, 897-906.

Ochsmann, E., Rüger, H., Letzel, S., Kraus, T. & Münster, E. (2008). Präventionsansätze für akute Rückenschmerzen. Risikogruppenanalyse. Trauma Berufskrankheiten, 10, 272-278.

Osterholz U (1993) Kritische Bewertung der Wirksamkeit verschiedener Massnahmen zur Lösung des Problems "Rückenschmerz". Discussion Papers / Wissenschaftszentrum Berlin für Sozialforschung, Forschungsschwerpunkt Bildung, Arbeit und Lebenschancen, Forschungsgruppe Public Health, 93-204.

Pluto, R.-P. & Zober, A. (2002). Betriebliche Gesundheitsförderung. Programme zur Prävention von Rückenschmerzen in der BASF Aktiengesellschaft, Ludwigshafen. Trauma Berufskrankheit, Springer, 4, 143-150.

Raspe, H. & Kohlmann, T. (1994). Die aktuelle Rückenschmerzepidemie. Ther Umschau, 51, 367-374.

Raspe, H.(2012). Rückenschmerzen, Heft 53. Gesundheitsberichterstattung des Bundes. Berlin: Robert Koch-Institut.

Robert Koch-Institut (Hrsg.) (2006). Gesundheit in Deutschland. Gesundheitsberichterstattung des Bundes. Berlin: Robert Koch-Institut.

Rüger, H. , Letzel, S. , Kraus, T. & Münster, E. (2008). Präventionsansätze für akute Rückenschmerzen: Risikogruppenanalyse, Trauma und Berufskrankheit, 10, 4, 272-278.

Sachverständigenrat für die Konzentrierte Aktion im Gesundheitswesen (2000/2001). Bedarfsgerechtigkeit und Wirtschaftlichkeit, Über-,Unter- und Fehlversorgung; Band III.

Schlapbach, P. (1994). Rückenschule als Präventivmassnahme gegen Rückenschmerz: Modeintervention oder Neurotisierungsmittel? Therap Umsch, 51, 431-436.

Schneider, S. & Schiltenwolf, M. (2005). Preaching to the converted: Über- und Unterversor-gung in der Schmerzprävention am Beispiel bundesdeutscher Rückenschulen. Der Schmerz, 19 (6), 477-488.

Schneider, S. (2006). Prävalenz und Epidemiologie des Rückenschmerzes in der Bundesrepublik Deutschland. Habilitationsschrift. Heidelberg. Ruprecht-Karls-Universität.

Sicherheit und Gesundheit bei der Arbeit (suga) (2011) Unfallverhütungsbericht Arbeit (1. Aufl.). Dortmund: Bundesanstalt für Arbeitsschutz und Arbeitsmedizin.

Sockoll,, I., Kramer, I.& Bödeker, W. (2008). Wirksamkeit und Nutzen betrieblicher Gesundheitsförderung und Prävention. iga.Report 13, Sportwissenschaft, 27, 1. 38-59.

Stadler, P., & Spieß, E. (2009). Arbeit - Psyche - Rückenschmerzen. Einflussfaktoren und Präventionsmöglichkeiten. Arbeitsmed. Sozialmed. Umweltmed., 44 (2), 68–76.

Staeck, F. (2012). Rückenschmerzen tun der Wirtschaft weh. Ärzte Zeitung online, Verfügbar unter: http://www.aerztezeitung.de/politik_gesellschaft/article/817572/rueckenschmerzen-tun-wirtschaft-weh.html. Zugriff am [09.07.2012].

Tutzschke, R., Anders, C., Borys, C., Nodop, S., Rößler, O., Strauß, B. & Scholle, H.-C. (2014). Evaluation der Neuen Rückenschule. Muskulär-physiologische Merkmale. Der Schmerz, 28, 166-174.

Tutzschke, R., Borys, C., Nodop, B., Anders, C., Rößler, O., Strauß, B. & Scholle, H.-C. (2013). Die Neue Rückenschule. Ergebnisse zur Wirksamkeit - Fazit für die Praxis. Die Säule, 2, 8-15.

Uhle, T. & Treier, M. (2013). Betriebliches Gesundheitsmanagement. Gesundheitsförderung in der Arbeitswelt - Mitarbeiter einbinden, Prozesse gestalten, Erfolge messen. (2. Aufl.). Berlin Heidelberg: Springer.

Ulich, E. & Wülser, M. (2012). Gesundheitsmanagement im Unternehmen. Arbeitspsychologische Perspektiven. (5. Aufl.). Wiesbaden: Springer Gabler.

Van Poppel, M., Hooftman, W. & Koes, B. (2004). An update of a systematic review of controlled clinical trials on the primary prevention of back pain at the workplace. Occupational Medicine 54, 345-352.

Wieland, R. (2008). Ansätze der betrieblichen Gesundheitsförderung zur Rückengesundheit. Beitrag zur Fachtagung Rückengesundheit fördern und Versorgung verbessern. Ein Gesundheitsziel im Land NRW. Düsseldorf, Haus der Ärzteschaft, 14.April 2008. Gesundheitsberichte Spezial, Band 5; Bertelsmann Stiftung.

Zok, K. (2010). Gesundheitliche Beschwerden und Belastungen am Arbeitsplatz. Ergebnisse aus Beschäftigtenbefragungen. WIdO (Hrsg.). Berlin: KomPart.

7.2 ABKÜRZUNGSVERZEICHNIS

AOK	Allgemeine Ortskrankenkasse
ArbSchG	Arbeitsschutzgesetz
AU	Arbeitsunfähigkeit
BAuA	Bundesanstalt für Arbeitsschutz und Arbeitsmedizin
BGF	Betriebliche Gesundheitsförderung
BKK	Betriebliche Krankenkassen
bzw.	beziehungsweise
DIMDI	Deutsche Institut für Medizinische Dokumentation und Information
EU	Europäische Union
GKV	Gesetzliche Krankenversicherung
ICD	Internationale statistische Klassifikation der Krankheiten und verwandter Gesundheitsprobleme
IGA	Initiative Gesundheit und Arbeit
KddR	Konföderation der deutschen Rückenschulen
MSE	Muskel-Skelett-Erkrankungen
NVL	Nationale Versorgungsleitlinie
OSHA	Occupational Safety and Health Administration
RCT	randomized controlled trial
RKI	Robert-Koch-Institut
SGB	Sozialgesetzbuch
Suga	Sicherheit und Gesundheit bei der Arbeit
SVG	Sozialversicherungsgesetzbuch
WidO	Wissenschaftliches Institut der AOK

7.3 ABBILDUNGSVERZEICHNIS

7.4 TABELLENVERZEICHNIS